AF296525

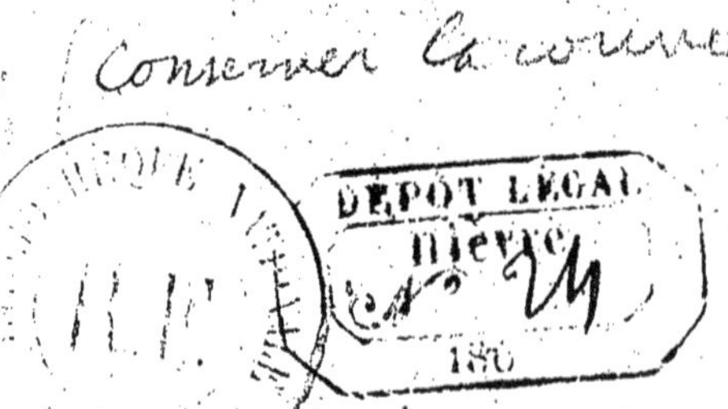

Du Traitement Hydro-Minéral

de l'Entéro-Colite

Muco-Membraneuse

(Syndrome adénoïdien)

PAR

LE Dr MAURICE BINET

Ex-Chef du Laboratoire de l'Hôpital de la Pitié

Ex-Directeur du Dispensaire de l'hôpital Beaujon

Membre de la Commission permanente

des Stations hydro-minérales et climatiques au Ministère

de l'Intérieur

Médecin à Saint-Honoré-les-Bains

NEVERS

Imprimerie de la Tribune, 32, avenue de la Gare

—

1907

DU TRAITEMENT HYDRO=MINÉRAL

DE

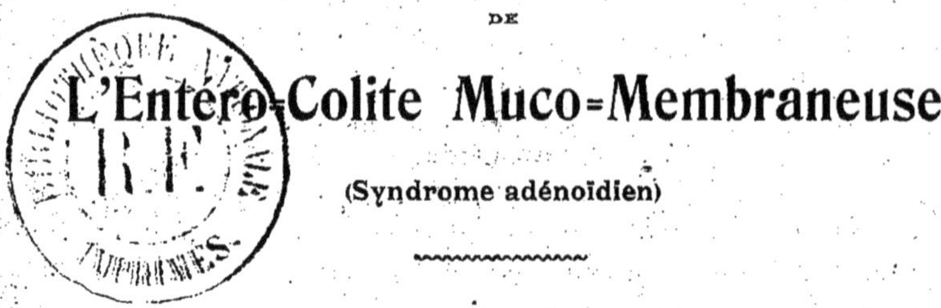

L'Entéro=Colite Muco=Membraneuse

(Syndrome adénoïdien)

AVANT-PROPOS

La thérapeutique hydro-minérale de l'entéro-colite muco-membraneuse semblait définitivement fixée. Deux stations : Châtel-Guyon et Plombières reçoivent à peu près tous les sujets qui en sont atteints. Mais voici que la pathogénie si obscure, si diverse de cette affection vient de s'enrichir d'un nouveau facteur et qu'il y a lieu d'examiner, pour un certain nombre de cas, l'opportunité d'une autre désignation hydrologique.

En effet, à coté des causes efficientes et immédiates de la manifestation pathologique qui nous occupe, s'élève la question du terrain indispensable à leur action et nécessaire à son évolution. Hier encore, on s'arrêtait à l'opportunité de la diathèse neuro-arthritique; aujourd'hui la triade intestinale de l'entéro-colite muco-membraneuse est considérée par certains comme partie intégrante du syndrome adénoïdien, du myxœdème bénin fruste.

Une étude des nouvelles théories dont Trémolières est le promoteur autorisé s'impose donc pour choisir une station hydrologique. Car il n'est guère douteux qu'il faille songer, chez l'entéro-coliteux, en possession de lésions naso-pharyngées de nature adénoïdienne, à l'en guérir, surtout si elles sont facteurs de son trouble intestinal, et certaines eaux seront alors indiquées auxquelles on ne songeait pas avant la découverte du lien de l'adénoïdisme (terrain) avec l'entéro-colite (produit).

I

Pathogénie

L'entéro-colite muco-membraneuse n'est pas une maladie. C'est un syndrome engendré par de nombreuses causes et que l'on retrouve dans des conditions multiples. Il n'y a même pas généralement d'inflammation concomitante. C'est une hypersecrétion muqueuse, une *myxorrhée*, suivant le terme du professeur ROGER, le *crachat intestinal* de LASÈGUE, accompagné de constipation, de douleurs abdominales et de troubles de nutrition générale.

Comme au début, on avait fait de ce syndrome une entité morbide, on lui attribuait une origine suivant l'observation clinique des cas, peu nombreux alors, qui se présentaient et la tendance d'esprit des observateurs. Aussi la pathogénie de l'entéro-colite muco-membraneuse semble-t-elle des plus confuses.

A. — THÉORIES PATHOGÉNIQUES

Sans parler de la névrose spéciale de l'intestin invoquée par PERROUD et SIREDEY, de l'herpétisme de GIGOT-SUARD, WILLIAMS, SIMPSON, LE BRET, des théories plus modernes mettaient en cause, pour la production de l'entéro-colite, la réaction de la muqueuse intestinale en face du coli-bacille (PICHEVIN), la constipation (POTAIN, GERMAIN, SÉE), le sable intestinal, manifestation arthritique collatérale (DIEULAFOY).

Le professeur ALBERT ROBRIN en fait un accident consécutif à l'hypersthénie gastrique avec hyperchlorhydrie qui, par l'extrême acidité du chyme, bouleverse les conditions normales de la digestion intestinale, crée une constipation avec coprostase d'une nature spéciale et ajoute une irritation chimique à l'irritation mécanique produite par les matières fécales durcies.

MATHIEU est partisan de la théorie de la constipation comme cause de l'irritation.

Il n'est pas douteux que ces observateurs ont vu juste, que le syndrome peut être déterminé par une irritation locale produit de la dyspepsie, de la constipation, de parasites intestinaux, de corps étrangers, de calculs biliaires ou intestinaux, même de lavages intestinaux ou trop fréquents, ou trop chauds, ou additionnés d'huile, de glycérine, de purgatifs drastiques, de lavements contenant des substances chimiques et qu'on l'a constaté dans des cas d'infection intestinale, de congestion du foie ou d'entéroptose abdominale.

On a remarqué aussi que les femmes fournissaient le plus de cas (65 à 70 p. 100) et que souvent elles ont des affections concomitantes de l'utérus et des annexes, ou que les troubles intestinaux ont suivi une grossesse ou un accouchement.

LE FUR a très justement indiqué la coïncidence de la prostatite et de l'entéro-colite, et la répercussion mutuelle de l'une et de l'autre.

La diathèse arthritique, le nervosisme sont l'apanage de la plupart des sujets atteints.

Cherchant la cause originelle de l'entéro-colite au milieu de ce dédale, quelques théories semblent particulièrement en faveur :

1º La théorie gastrique d'ALBERT ROBIN ;

2º La théorie de l'hépathisme et de l'entéroptose de GLÉNARD ;

3º La théorie de l'infection intestinale soutenue par GUINON, MARFAN, HUTINEL, COMBY, THIERCELIN, COMBE de Lausanne, NOTHNAGEL, HENOCH, etc. ;

4º La théorie nerveuse ou trophonévrose de la muqueuse intestinale consécutive à une ptose rénale dont le tiraillement du pédicule agirait sur les plexus abdominaux.

On a pu provoquer expérimentalement chez des animaux des selles glaireuses en lésant les filets des plexus mésentériques (F. Bernard) et déterminer les troubles *sécrétoires* (diarrhée, production de mucus, de membranes, de sable) : *vaso-moteurs* (congestions); *nervo-moteurs* (spasmes et constipation); *sensitifs* (douleurs abdominales); *trophiques* (ptoses diverses).

Les lésions ou troubles fonctionnels du système nerveux peuvent déterminer l'entéro-colite (tabes, paralysie générale, etc., hystérie, neurasthénie, névroses, psychoses diverses).

Soupault et Jouaust ont pu, en irritant chez le lapin la vésicule biliaire, la trompe ou l'appendice, provoquer des selles glaireuses. On a pu constater la présence de l'entéro-colite à la suite des diverses affections ou causes d'irritation de l'intestin.

Félix Bernard et Frank Baraduc admettent que l'entéro-colite provient d'une névrose du sympathique abdominal.

G. Lyon est également partisan de l'origine nerveuse reflexe ou directe.

5° La théorie *psychique* du Dr Dubois (de Berne) place dans le cerveau le point de départ de l'entéro-colite, par une représentation mentale défectueuse;

6° La théorie *mécanique*. La constipation serait, suivant Mathieu, la vraie cause du syndrome.

Une seule de ces théories pathogéniques ne peut expliquer l'origine du syndrome dans tous les cas. Pour chacune d'elles, on trouve des exceptions pour lesquelles une autre théorie semble plus probable.

B. — Expérimentation

Cependant l'expérimentation ne laisse aucun doute sur la possibilité, pour toutes ces causes, de produire le syndrome muco-membraneux.

L'action de l'infection a été prouvée par Courmont, Doyon et Paviot avec la toxine diphtérique, etc.

Le syndrome peut être provoqué par une intoxication (Gouget et Charrin).

Trémolières a produit l'entérite muco-membraneuse par des irritations mécaniques de l'intestin, des excitations nerveuses, des infections intestinales ou générales, des intoxications et modifications dyscrasiques.

De ses expériences, il tire les conclusions suivantes :

« L'expulsion du mucus intestinal est un phénomène réactionnel banal se produisant dans les conclusions les plus diverses... Dans un grand nombre de cas, plusieurs conditions pathogéniques doivent intervenir... Les théories gastrique, hépatique, infectieuse, nerveuse de la ptose ou de la constipation s'appliquent toutes à des cas particuliers. »

C. — Le Terrain

Neuro-arthritisme. — Adénoïdisme et Myxœdème fruste

Les causes déterminantes du syndrome constituant l'entéro-colite muco-membraneuse sont donc établies sur des faits cliniques et expérimentaux, mais il reste à fixer quel est le *terrain* dans lequel elles évoluent, car seules elles ne pourraient produire et reproduire le syndrome. Pour Félix Bernard et Frank Baraduc, le facteur indispensable est le terrain neuro-arthritique, qui crée l'irritabilité nerveuse et la tendance aux phénomènes congestifs abdominaux.

Mais Trémolières vient d'émettre une opinion différente, mettant en jeu la glande thyroïde dont on connait la puissante intervention sur la nutrition cellulaire.

Résumons rapidement son argumentation :

A côté du syndrome constituant l'entéro-colite muco-membraneuse (expulsion de muco-membranes, constipation et douleurs abdominales), on retrouve chez les sujets atteints des signes communs. Ils semblent plus âgés qu'ils ne le sont réellement (cheveux rares, bifides, dents inégales, mal plantées, fragiles, tissus peu résistants).

On retrouve, dans leur passé, des infections, dont la

variole très fréquemment; les angines sont habituelles. Leurs parents étaient souvent tuberculeux ou alcooliques.

Chez les femmes on constate des troubles utérins (leucorrhée, coliques utérines). Ils étaient sujets à la constipation et aux douleurs abdominales ou gastriques quand, sous l'influence d'une grossesse, d'une infection, d'une émotion ou de surmenage, les troubles se sont aggravés. L'entéroptose abdominale est la règle. Les hernies, varices, hémorroïdes sont fréquentes et ces dernières, d'après l'auteur, indiquent la sénilité du système veineux.

Les troubles névropathiques sont habituels : sommeil court, crampes, migraines fréquentes, névralgies dentaires, raideur douloureuse musculaire et articulaire, sensations anormales de prurit, de cuisson, bouffées de chaleur, bourdonnements, éblouissements, frilosité, sensation de doigt mort, léger œdème malléolaire le soir, irritabilité, émotivité, asthénie physique, dépression intellectuelle, miction fréquente, urines rares.

Fait important : les malades ont eu de nombreuses angines et des coryzas plus fréquents encore, beaucoup ne respirent bien que par une narine, d'autres par la bouche seulement. Un certain nombre d'entre eux ne se mouchent jamais ou, au contraire, laissent, sur leur mouchoir, de nombreuses croûtes brunâtres. On trouve chez eux des lésions de rhinite habituellement hypertrophique, moins souvent atrophique, des végétations adénoïdes dans le pharynx nasal, des îlots de sclérose sur la paroi postérieure du pharynx buccal et une hypertrophie amygdalienne.

Enfin le corps thyroïde des sujets atteints d'entéro-colite semble souvent anomal : tantôt il est hypertrophié, tantôt, au contraire, on ne peut percevoir l'isthme, l'un des lobes ou l'organe tout entier.

Tous ces troubles préexistent presque toujours à l'entéro-colite.

DELACOUR a reconnu que l'*adénoïdisme* coïncide avec des troubles trophiques de tout l'appareil lymphoïde et muqueux.

G. Weber a établi la coïncidence de la colite muco-
membraneuse et des lésions rhino-pharyngées.

Triboulet est également de cet avis et a pensé que
les glaires rejetées pouvaient provenir du cavum, mais
que principalement elles traduisent une inflammation intestinale due aux microbes pharyngiens. Roux et Josserand
admettent cette dernière hypothèse.

Suivant Trémolières, l'adénoïdisme et l'entéro-colite
muco-membraneuse se développeraient seulement sur un
même terrain préparé par des altérations profondes de la
nutrition générale. On retrouve, en effet, comme l'a montré
Delacour, les mêmes antécédents et symptômes chez les
adénoïdiens que chez les sujets affectés de colite.

Or, le syndrome adénoïdien, constitué à la fois par les
manifestations intestinales et nasales et par les troubles de
la nutrition générale qui leur sont communs, semble dé-
pendre d'une insuffisance relative de la glande thyroïde.
Chacun de ses éléments possède, en effet, avec le myxœdème des rapports particuliers :

1º Les relations des végétations adénoïdes et des rhinites
avec le myxœdème sont maintenant bien établies, depuis
les travaux de Wingrave, Thomas, Rivière et Royer,
Herloghe (d'Anvers).

2º Les signes du myxœdème fruste sont identiques aux
troubles de la nutrition générale qui participent à l'adénoïdisme. Herloghe en a fait le syndrome de l'hypothyroïdie
bénigne chronique, la dégageant de nombreuses observa-
tions et par trois procédés qni se complétent et se corro-
borent.

3º Puisque des trois éléments du syndrome adénoïdien,
deux, les lésions rhino-pharyngées et les troubles de la nutrition générale, peuvent être attribués à un trouble de la
secrétion thyroïdienne, le troisième, l'entéro-colite muco-
membraneuse, doit y être rapporté. Ce syllogisme s'impose.

L'observation et l'expérimentation justifient cette déduc-
tion : Les lésions du corps thyroïde sont fréquentes dans
l'entéro-colite ; les petits symptômes de l'hypothyroïdie bénigne chronique qui accompagnent si souvent la colite

attestent l'altération glandulaire ; on trouve très souvent dans les antécédents héréditaires et personnels des malades atteints de colite des causes de lésion thyroïdienne. Horsley, détruisant le corps thyroïde chez des singes, observa une abondante secrétion de leurs glandes mucipares intestinales.

Il n'est, d'ailleurs, peut être pas besoin que la glande thyroïde soit lésée, pour que sa fonction soit troublée. On tend à admettre aujourd'hui la synergie des glandes vasculaires sanguines. Or, à défaut de troubles thyroïdiens, on constate souvent chez les malades atteints d'entéro-colite des symptômes rénaux, hépatiques, etc.

Toujours est-il que la prédisposition de certains sujets à l'entéro-colite muco-membraneuse semble résider dans un trouble foncier dû au mauvais fonctionnement des glandes de l'organisme, du corps thyroïde en particulier.

Et Trémolières conclut ainsi :

« De nombreux facteurs s'associent pour produire l'entéro-colite muco-membraneuse. Un trouble nutritif, très souvent d'origine thyroïdienne, d'autres fois d'origine hépatique, rénale, etc., crée une prédisposition morbide et rend précaire l'harmonie des fonctions organiques. Celle-ci, rompue, ne peut plus se rétablir. Ainsi se perpétuent les phénomènes pathologiques que des causes multiples, agissant sur un intestin prédisposé par un trouble de nutrition générale, y localisent et que l'excitation mécanique exercée par le bol alimentaire entretient.

« Les troubles intestinaux et les causes qui les provoquent réagissent les uns sur les autres, en « une série de cercles « vicieux à engrenage imbriqué », suivant l'expression de A. Mathieu. La complexité du syndrome en est encore accrue.

C'est faute d'avoir tenu compte de tous ces éléments que les nombreux auteurs, qui se sont occupés de l'entéro colite muco-membraneuse, n'ont pu en élucider la pathogénie ; leurs théories univoques sont toujours en défaut sur un point quelconque, ils ont voulu trop simplier des faits complexes. »

Nous ne voulons pas entrer dans la discussion de la théorie thyroïdienne de Trémolières, qui a la prétention de remplacer les précédentes. Nous savons qu'on peut lui opposer que nombre de signes de myxœdème fruste sont justement ceux qu'on attribuait au neuro-arthritisme, mais, hélas! l'arthritisme est tellement sapé tous les jours qu'on ne sait pas ce qu'il en restera et qu'on peut reporter nombre de ses conséquences pathologiques à la fonction thyroïdienne. Ainsi, Léopold Lévi et H. de Rothschild viennent d'établir la fréquente origine thyroïdienne de la migraine. Le rhumatisme chronique sous toutes ses formes cède souvent à l'opothérapie thyroïdienne. (Lancereaux et Paulesco, Herloghe, Claisse, Parhon et Papiniau.) Claisse a dissipé aussi par le traitement thyroïdien certains troubles qu'on groupe d'ordinaire sous le terme de neurasthénie.

Cependant, il ne faudrait peut-être pas trop se hâter de généraliser et si, dans beaucoup de cas, on doit admettre l'immixtion primitive et originelle de troubles thyroïdiens dans la production de l'entéro-colite muco-menbraneuse, il serait peut-être osé de prétendre que ce syndrome ne peut se produire sans cette intervention.

Quoi qu'il en soit, ce n'est pas ici le lieu de s'attarder à la solution de cette question.

Nous ne voulons retenir de cette démonstration qu'un fait, celui-là indéniable : c'est l'influence de l'*adénoïdisme* sur l'*entérite muco-membraneuse*.

Nous ne reviendrons pas sur les faits énoncés plus haut ; du reste, quel que soit le rapport du syndrome adénoïdien avec le myxœdème, ce qu'il importe par-dessus tout, au point de vue thérapeutique, de savoir, c'est la relation entre les syndromes intestinal et adénoïdien. Or, il est incontestable aujourd'hui, et c'est notion clinique courante parmi les laryngologistes, que l'entéro-colite compte parmi les accidents, réflexes ou autres, adénoïdiens. Après l'ablation des végétations adénoïdes, on voit l'entéro colite s'améliorer ou guérir (Heckel). Depuis longtemps, on sait aussi que l'opération des adénoïdes améliore sensiblement l'état gé-

néral des enfants dont la nutrition est pour ainsi dire
transformée.

Pour la rhinite hypertrophique, il y a encore de l'indéci-
sion. Les cautérisations faites dans ce cas peuvent elles
guérir l'entéro-colite? On n'est pas fixé, mais c'est pos-
sible.

II

Traitement hydro-minéral. — Saint-Honoré

A. — Propriétés des Eaux

Ainsi, la guérison des lésions pharyngées de l'adénoïdisme est un moyen curatif très actif de l'entéro-colite
muco-membraneuse. Or, on sait que certaines eaux minérales sulfureuses et arsénicales, telles que Cauterets, les
Eaux-Bonnes, le Mont-Dore, Allevard, Saint-Honoré,
possèdent la propriété de modifier l'état hypersécrétant, la
circulation et les éléments constitutifs de la muqueuse
naso-pharyngienne. Sous leur action, les petites végétations adénoïdes s'affaissent, leur secrétion se tempère, se
modifie, le cavum ne donne plus asile à ces colonies
microbiennes, agents d'irritation locale et d'infection générale.

J'ai vu d'ordinaire, à Saint-Honoré, les adénoïdiens amé-
liorés ou guéris, si les glandes sont modérément développées
ou s'il s'agit d'empêcher les récidives après une opération.
C'est la règle et nous comptons sur un succès dans les cas
curables par un traitement médical. Mais, comme le résul-
tat définitif se manifeste principalement après la saison
thermale et que, par suite des idées thérapeutiques en cours,
les malades affectés en même temps d'entéro-colite muco-
membraneuse étaient, jusqu'à présent, dirigés sur d'autres
stations, je n'ai pas d'expérience personnelle sur les conséquences de la cure thermale de Saint-Honoré, appliquée aux
lésions naso-pharyngées, sur le syndrome intestinal.

Cependant ce n'est pas seulement par un raisonnement *a priori* déduit des nouvelles découvertes sur l'origine de cette colite que j'en suis arrivé à la conviction que nos eaux sont parfaitement indiquées pour son traitement, quand elle coïncide avec des lésions adénoïdiennes rhino-pharyngées.

En effet, j'ai souvent vu s'améliorer à notre station le syndrome intestinal par un traitement local et général, sans intervention du côté des voies respiratoires supérieures, dans les cas assez rares, qui sont venus, incidemment, s'offrir à mon observation.

Je pensais que les eaux, dont les vertus anti-catarrhales sont bien connues, agissaient directement sur la muqueuse de l'intestin, comme sur celle des bronches ou de la gorge. Et je crois encore qu'elles ont cette action directe.

Aussi est-ce une raison de plus pour réclamer pour Saint-Honoré cette nouvelle indication thérapeutique. Il n'est pas douteux, en effet, qu'agissant d'une façon très active sur les lésions naso-pharyngées elles ne puissent en même temps améliorer ou guérir l'entérite, qui en dérive au moins en partie.

L'eau de Saint-Honoré, indépendamment de cette intervention locale, possède une action sur la nutrition en excitant les phénomènes digestifs tout en tempérant les échanges azotés. Bien entendu, s'il y avait une dyspepsie hypersthénique trop accentuée elle serait mal supportée en boisson, mais il resterait, en plus du traitement local du naso-pharynx et du traitement général, à administrer l'eau par la voie rectale.

Ce n'est donc pas là une contre-indication formelle. L'état général se ressent rapidement de ce réglage de la nutrition si précaire des adénoïdiens et entéro-coliteux.

D'autres propriétés de ces eaux les désignent au choix du médecin pour cette cure. D'abord les eaux jouissent de vertus sédatives remarquables. Si, dans les premiers jours de traitement, il y a parfois (ce que l'on peut d'ordinaire éviter) un peu d'insomnie et d'excitation nerveuse, tout cela ne dure pas et est remplacé par un calme surprenant, tant il y a d'apaisement et d'indolence intellectuelle et physique.

Ensuite les eaux agissent sur les vaso-moteurs combattant les états congestifs, les secrétions anormales et interviennent efficacement dans le système lymphatique.

L'arthritisme et les symptômes qu'on y rapporte sont depuis longtemps de leur ressort.

Pourquoi aussi n'agiraient-elles pas directement sur le crachat intestinal, comme elles agissent si bien sur le crachat bronchique ?

Enfin ces eaux ont fait leurs preuves comme régénératrices de l'organisme en formation des enfants, et, ce sont ceux-ci que nous verrons venir le plus souvent traiter, en même temps, leur gorge et leur intestin.

Il n'est donc pas douteux que Saint-Honoré est parfaitement désigné pour le traitement des entéro-colites muco-membraneuses en rapport avec le syndrome adénoïdien, dans les conditions que nous venons d'énoncer.

Nous ne voulons pas dire que seules elles possèdent cette qualité, les autres eaux sulfureuses et arsénicales peuvent convenir si elles possèdent la même action générale, comme locale, mais nous ne pouvons en parler avec la même autorité.

Avant de quitter cet exposé des propriétés de Saint-Honoré, qu'on me permette de revenir sur une particularité de leur constitution physico-chimique :

J'ai précédemment fait savoir que les Eaux de Saint-Honoré donnaient asile à des sulfuraires possédant un philothion d'une puissance extrême, puisqu'un gramme de poudre de sulfuraires desséchées mis en présence d'un excès d'eau oxygénée dégage 1.300 centimètres cubes d'oxygène. Et j'avais tiré argument de cette constatation pour émettre l'opinion que les Eaux de Saint-Honoré agissent comme les solutions de ferments métalliques sur les phénomènes organiques de nutrition.

Depuis, Moureu a publié ses analyses de gaz rares des Eaux minérales et entre autres de celles de Saint-Honoré.

On sait que ces gaz, et principalement l'hélium, sont produits du radium. Leur importance en découle.

Voici les résultats des analyses dans les principales sources sulfureuses ou arsenicales examinées :

	Gaz rares en bloc p. 100 vol. de gaz brut	Helium p. 100
Saint-Honoré (arsenicales et sulfureuses) .	2.08	0.91
Mont-Dore (arsenicales)	0.0061	non dosé
Ax (sulfurées sodiques)	1.55	0.097
Bagnères-de-Bigorre (sulfatées calciques) .	1.60	0.04
Cauterets César (sulfurées sodiques).	1.56	0.237
— du Bois —	1.52	0.102
— Raillère —	1.21	0.108
— des Œufs —	1.64	0.059
Eaux-Bonnes (sulfurées sodiques).	1.80	0.613
Eaux Chaudes —	1.43	0.140
Cambo (sulfatées calciques)	0.75	non dosé

Ainsi, Saint-Honoré est plus riche, que les autres sources similaires analysées, en gaz rares, indices des phénomènes radio-actifs des eaux. On doit voir là une preuve de la dissociation moléculaire reconnue aujourd'hui nécessaire pour la mise en liberté de l'énergie inhérente à la matière. Cela explique l'activité thérapeutique vraiment surprenante de ces eaux, prises à des doses minimes.

B. — Séjour a la Campagne

Indépendamment de l'adaptation remarquable des propriétés thérapeutiques des Eaux de Saint-Honoré à la cure de l'entéro-colite muco-membraneuse chez les petits adénoïdiens, le séjour de ceux-ci à la campagne, l'air qu'ils y respirent, la vie nouvelle, toute physique, qu'ils y mènent, l'exercice qui leur est permis en toute liberté leur sont des plus utiles. Saint Honoré, composé de villas ou d'hôtels isolés, en dehors d'un bourg admirablement situé, et placé dans une campagne luxuriante de prairies et de bois, présente les conditions les meilleures pour la guérison de ces malades.

C. — Traitement de l'Entéro-Colite a Saint-Honoré

J'ai déjà eu l'occasion de soigner quelques femmes ou enfants atteints de colite muco-membraneuse sans manifestations pharyngées du moment. Aussi ne suis-je pas dépourvu d'expérience pour la thérapeutique hydro-minérale à appliquer au syndrome intestinal.

J'ai pour habitude, chez eux, de ménager beaucoup les voies digestives ; pour peu qu'il y ait de l'hypersthéin gastrique, de ne pas donner d'eau en boisson ou de la donner avec d'extrêmes précautions.

Je prescris des lavages intestinaux de temps en temps, s'ils sont bien supportés, en commençant par les sources les moins excitantes, et en tout cas, à moins de contre-indication, je fais prendre des injections rectales d'une dose minime d'eau. Cette eau, conservée facilement, est absorbée rapidement, et cette pratique a l'avantage d'introduire, sans risque pour l'estomac, les principes de l'eau, aussi bien que par la bouche. Je n'ai jamais vu d'inconvénient à ces injections, et j'ai souvent observé, à leur suite, la disparition des muco-membranes, du crachat intestinal.

Le traitement externe varie suivant les sujets (bains, douches chaudes et froides) ; le traitement local du nez et du naso-pharynx se fait au moyen de gargarismes, pulvérisations et lavages.

D. — Cures associées

Le traitement hydro-minéral sulfuro-arsenical devra être complété, dans la cure de la colite adénoïdienne, par le régime et l'hygiène, et tous les moyens destinés à combattre les causes occasionnelles du syndrome intestinal.

Les cures thermales associées, dont Chatel-Guyon et Plombières restent les prototypes, s'il y a persistance des troubles abdominaux, Vichy s'il y a des troubles hépatiques ou dyspeptiques de son ressort, ces cures seront utiles, après une saison à Saint-Honoré contre l'adénoïdisme, à condition qu'on prenne un repos d'un mois au moins.

Le séjour en altitude modérée, après la saison de Saint-Honoré sera excellent, mais nous ne conseillerons pas le voisinage de la mer.

III

**Principales indications hydro-minérales pour le traitement
de l'Entéro-Colite**

Châtel-Guyon convient aux formes torpides et quand la maladie s'accompagne de symptômes hépatiques ou de constipation.

Plombières, par son action sédative, s'appliquera aux cas où domine l'élément douloureux, à ceux qui présentent de la congestion abdominale, enfin aux malades qui ont des flux muqueux très abondants.

Saint-Honoré aux entéro-coliteux adénoïdiens porteurs de lésions nasales, naso-pharyngées ou pharyngées ne nécessitant pas une opération ou l'ayant subie et principalement aux *enfants*.

Autres indications principales de Saint-Honoré

*Maladies des voies respiratoires des Uricémiques
et des Enfants*

Adultes: Rhinites chroniques, catarrhe naso-pharyngien. Pharyngites, laryngites, trachéites, bronchites. Convalescence des affections pleurales et pulmonaires. Asthme humide, susceptibilité, bronchique.

Enfants : *(véritable spécialité)* mêmes maladies, et, en plus les végétations adénoïdes et l'hypertrophie des amygdales modérées, l'adénopathie trachéo-bronchique.

Femmes : Dysmenorrhée des jeunes filles, catarrhe utérin, congestions chroniques utérines et péri-utérines.

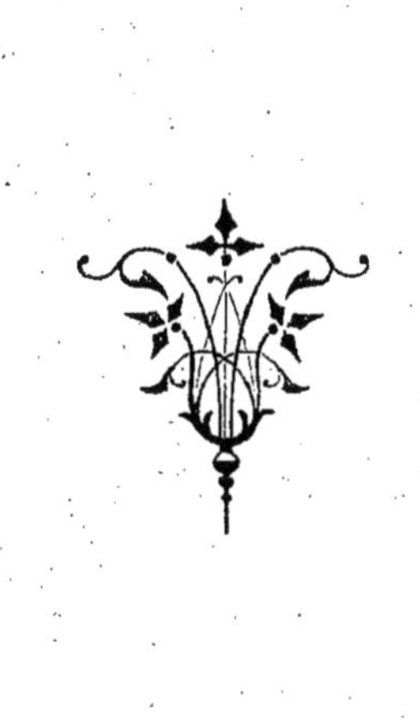